I0415313

QUELQUES IDEES DE CHEMINEMENT PAR ETAPES POUR CEUX QUI SOUHAITENT CHANGER PROGRESSIVEMENT LEUR ALIMENTATION

LLOYD JENNYS RYANS

QUELQUES IDEES DE CHEMINEMENT PAR ETAPES POUR CEUX QUI SOUHAITENT CHANGER PROGRESSIVEMENT LEUR ALIMENTATION

ÉDITIONS AMAZON

MENTIONS LEGALES

En rien, ce manuscrit ne se substitue à une approche médicale éventuelle, surtout si vous êtes concernés par des problématiques particulières de santé. Même sans problématiques particulières, la sagesse et le corps médical recommandent d'avoir un suivi médical régulier, des contrôles réguliers et divers avis de professionnels de la santé, chaque individu étant différent. Ce livre ne saurait en rien être poursuivable légalement pour d'éventuels problèmes de santé et autres dommages collatéraux de toute sorte sur les lecteurs et toute personne de leur entourage, pouvant survenir éventuellement à la suite de la lecture de ce livre et de changement d'habitudes alimentaires, ni parce que le lecteur est éventuellement déçu de résultats espérés éventuels.

Ce livre ne saurait non plus être légalement poursuivi par les acteurs des secteurs de l'agro-alimentaire, para-alimentaires, paramédicaux, diététiques et médicaux classiques; les secteurs de l'agriculture, de l'économie, du marketing, du commerce, des médias et de la pharmaceutique. Il ne saurait être non plus poursuivi des mouvements sociétaux et individus tiers s'y identifiant, comme les anti-spécistes, vegans, crudivores, végétaliens, végétariens ou tout autre adeptes de concepts et croyances alimentaires diverses, influenceurs, bloggeurs, militants, etc. Ce manuscrit respecte leur liberté et leur choix propres et ne prétend pas avoir la seule bonne voie unique. L'auteur s'attend donc au même respect de la différence d'opinions et de points de vue.

Ce livre a pour but, au nom de la liberté d'expression, d'informer, de donner quelques idées et approches sur les moyens de changer progressivement son approche vis-à-vis de l'alimentation et de son corps et de permettre aux lecteurs de tester eux-mêmes, s'ils le souhaitent, ces nouvelles pistes de vie alimentaire et si cela leur convient ou non.

L'auteur laisse donc au bon sens des lecteurs de voir ce qui leur convient, avec perspicacité, sagesse et recul, et dans le cas d'un moindre doute de consulter des professionnels agréés de la santé ou de divers relatifs à leurs besoins.

SOMMAIRE

GUIDE DU CHEMINEMENT

QUELQUES IDEES DE CHEMINEMENT PAR ETAPES POUR CEUX QUI SOUHAITENT CHANGER PROGRESSIVEMENT LEUR ALIMENTATION

MOT AUX LECTEURS :

Chers lecteurs, merci d'avoir acheté ce manuscrit. Que vous soyez novices sur les questions alimentaires ou déjà sensibilisés, des sportifs ou de simples curieux, j'espère que vous trouverez dans ce livre des pistes d'inspiration, de réflexions, et d'idées à essayer et à tester.

Bonne lecture à vous !

Prenez-soin de vous !

INTRODUCTION :

Dans la jungle des nouveaux courants alimentaires actuels, de l'évolution de nos consciences sur la santé et le bien-être, de la constatation des épidémies de maladies dites de civilisation et de l'obésité, des scandales alimentaires à répétition, des nouveaux mouvements sociaux en marche, l'alimentation n'a jamais autant fait parlé d'elle.

De consom-mateur passif et confiant, nous pouvons dire que nous sommes passés vers une nouvelle ère de transition, de responsabilisation et de remises en questions diverses. Et chaque acteur du secteur semble vouloir y mettre son grain de sel et sa théorie : ce qui est vrai, faux, exagéré, mensonger, corrompu, approprié ou inapproprié, dangereux, sain, inoffensif, conseillé, non conseillé, fiable ou non…etc. Bref, une jungle de l'information et désinformation…

Les uns critiquent ce qui semble fonctionner, les autres le promeuvent... Chaque jour de nouveaux livres, chaînes de vidéos sur internet, blogs, reportages, sites web surfent sur la vague.

Au final, le bon sens et le sens critique, ainsi que le fait de s'informer encore et encore sous différents angles pour tenter de s'approprier sa propre ligne de vie alimentaire, en conséquences d'essais et de réflexions, constitue probablement l'alternative équilibrée, dans un monde où le marketing est roi, les chiffres d'affaires et le moutonnage…

LA JUNGLE :

Il semblerait que les régimes extrêmes et rapides ne soient pas l'idéal à court et long terme, ni les extrêmes absolus.

Les approches étape par étape seraient donc une manière d'habituer gentiment son corps au changement amorcé, avec une vue plus orientée sur le long terme.

Aujourd'hui il y a beaucoup de courants alimentaires comme le véganisme (à différents niveaux), le végétarisme, le crudivorisme, le sans sucre, le sans gluten, le sans lactose, etc.

Dans ce manuscrit, je vais vous donner un cheminement tendant vers le BRUT, à la sensibilisation aux boissons sucrées, au sans gluten, au sans lactose, à l'ajout de végétaux entre-autre, au moins sucré, au moins industrialisé.

Par où commencer, par quoi, comment ?

GUIDE DU CHEMINEMENT :

1RE ETAPE : LES BOISSONS

Commencer par les boissons est le plus facile à mon sens.

C'est une première étape abordable plutôt facilement, selon les profils de personne = pas encore besoin de changer votre alimentation solide, ouf. Il faut bien commencer quelque part.

1A : LES SODAS :

Oubliez-les !

Boire des sodas gazeux archi-sucrés, industriels, avec des additifs, de l'aspartame, des colorants éventuels, n'est ni naturel, ni sain, ni pour votre ligne, ni pour votre santé globale ! En plus, il est probable que cela ait un effet addictif.
La première étape la voilà. A chaque fois, que vous aurez envie d'un soda, apprenez le nouveau réflexe : boissons alternatives !

1B : IDEES DE BOISSONS ALTERNATIVES :

1. L'EAU :

L'eau est la base de tout le vivant ! Alors oui c'est vrai, certains trouvent que cela manque de goût. Mais l'effort en vaut la chandelle, étant un élément essentiel.

Un petit scoop : votre corps est bien fait ! Si vous lui permettez de tester de nouvelles habitudes alimentaires, il y a de fortes chances pour que vos goûts s'adaptent et changent au fur et à mesure, ainsi que vos envies alimentaires ! Même si dans un premier temps, c'est frustrant, étrange, moins bon, etc. L'eau naturelle, votre nouvelle base quotidienne, selon votre envie et besoin personnel !

Laissez aussi l'eau gazeuse de côté, rempli de gaz artificiellement créé, ou alors, gardez-la en gourmandise à l'occasion !
Même si l'information à disposition pour le moment ne prétend pas que ce serait dangereux ou contre-indiqué, cela ne paraît pas naturel pour le système digestif d'avoir des bulles artificielles de gaz carbonique à boire.

2. LE THE ET LES TISANES :

Les tisanes et les thés constituent une très belle palette de boissons alternatives. Qu'ils soient en sachets, ou dans leurs versions encore plus naturelles, c'est-à-dire, sous forme de plantes à infuser directement. Il y en a pour tous les goûts. Et avec eux, vous pouvez aussi vous constituer du thé froid maison, en laissant votre surplus de tisane au frigo une nuit.

Petit principe de rappel : le thé noir et le thé vert sont en principe conseillés d'être évités le soir, à cause de leurs effets stimulants. Vous pouvez vous abstenir de les sucrer (l'idéal) ou les sucrer légèrement au sucre de canne brut, au miel, ou à la cannelle.

Pensez à ne pas adopter le même thé tout le temps, tous les jours ! Variez ! C'est bon pour le moral et pour le corps, car les plantes ont des effets thérapeutiques différents.

Vous pouvez aussi tester l'eau chaude simple, additionnée de miel ou d'épices.

3. LE SIROP :

Pour varier, vous pouvez très occasionnel-
lement, vous faire un plaisir avec un sirop, mais
à petite dose, à cause de la quantité de sucre des
sirops et parfois des arômes et des colorants
ajoutés. Choisissez-les de préférence en version
moins sucrées, sans colorants artificiels et bio,
ou produits artisanalement. Le sirop de sureau
est par exemple une belle découverte à adopter.

4. L'EAU AROMATISEE FAITE MAISON :

L'eau en elle-même peut permettre de créer des
boissons alternatives maison, que vous pouvez
faire chez vous et emporter. Dégainez votre
créativité !

Un bémol tout de même : de l'eau aromatisée
au sucre, sucre de sirop d'érable ou autres sucres
forts, de miel, de sirop de riz, de sirops végétaux
ne devraient rester que plaisirs occasionnels
et en tout cas pas, en base de tous les jours, où
le but est justement de réduire l'excès global
de sucre présent partout dans notre alimentation
occidentale, pour se rapprocher du naturel.

A la place, tentez l'eau aromatisée d'épices, d'un tout petit peu de jus faits maison de citron ou d'orange, ou de toute autre idée qui vous inspirerait de tester.

5. LES INFUSIONS DE VEGETAUX AUTRES :

5.1 Exemples :

<u>L'infusion de gingembre</u> : pelez et couper en lamelles du gingembre selon intensité de goût voulu, ajoutez de l'eau, laissez cuire 45 min-1h dans 1 à 2 litres d'eau, goûtez, ajoutez de l'eau si trop fort à votre goût, filtrez le liquide. Action stimulante et désinfectante.

<u>L'infusion de pommes</u> : coupez des pommes en quartiers, ajoutez beaucoup d'eau et laissez cuire entre 30 min et 1h. Goûtez le liquide, filtrez et boire chaud ou froid.

<u>L'infusion d'oranges en quartiers</u> : idem que pour les pommes.

Etc. Il y a bien d'autres idées trouvables sur internet…

6. L'EAU DE COCO :

L'eau de coco est une belle façon de varier des boissons précédemment citées. Elle est très désaltérante et très bonne pour la santé. Il en existe même aromatisées à d'autres fruits tropicaux.

7. LE BOUILLON

Le bouillon froid ou chaud, de préférence maison, est une alternative intéressante au niveau des nutriments entre autre. Une astuce : faire du bouillon la veille, le laisser au frigo et le prendre en boisson froide à l'emporter au travail.

8. LES JUS MAISON AU MIXER, DILUES AVEC UN PEU OU BEAUCOUP DE LIQUIDE :

Les jus maison sont à la mode. Que ce soit les smoothies, les jus à la centrifugeuse ou à l'extracteur, il y en a pour tous les goûts ! Selon la consistance et les ingrédients, ils sont plus ou moins nourrissants ou désaltérants. Il y a donc plusieurs méthodes pour obtenir du jus de légumes et de fruits.

Personnellement, je trouve l'option du mixer (blender) intéressante, car déjà, cela est plus pratique à nettoyer quand c'est pour un usage quotidien, et ensuite cela permet de garder l'ensemble des fibres des fruits et des légumes. Il faut pour cela toujours ajouter un petit peu d'eau au fond du mixer (blender) avant de broyer les fruits et les légumes, et ensuite rectifier la quantité d'eau ou de liquide selon l'effet et la texture désirée. Comme alternative à l'eau en liquide, il est possible d'utiliser de l'eau de coco, du lait végétal, du jus d'agrumes précédemment pressé, voire une partie de jus bio en bouteille, etc. Et pour un jus de légumes plutôt salé, il est envisageable d'utiliser du bouillon froid. Pour des idées recettes, vous trouverez partout sur le web des propositions. On peut même ajouter à ces jus de l'ail, des oléagineux et du gingembre, par exemple.

Je vous invite aussi à découvrir la chaîne Youtube et l'association Régénère de Monsieur Thierry Casanovas, si vous ne connaissez pas déjà. Il a réalisé toute une approche globale également sur le vivant, et dans certaines vidéos, il donne des recettes de jus intéressantes, ainsi que de desserts et encas.

9. LAISSEZ TOMBER AU MAXIMUM LE CAFE ET LES ALCOOLS.

Pour leurs côtés addictifs, existants, parfois acidifiants, et sachant leurs consommations controversées pour le corps, préférez le principe de précaution et optez si vous y arrivez à l'éviction totale ou pour une solution moins abrupte, à savoir : les garder pour des circonstances occasionnelles, mais plus du tout sous une base de consommation quotidienne.

RECAPITULATIF DE LA 1RE ETAPE :

Favoriser l'eau, les tisanes, le thé, le bouillon, l'eau de coco
Favoriser les boissons faites maison
Enlever les boissons douteuses ou à effet addictifs au maximum
Etre conscient de ses réflexes et habitudes automatiques et les modifier progressivement selon sa possibilité.
Se donner le temps pour s'y habituer.
Restez zen si quelques écarts…
Nous ne sommes pas des robots !

2^E ETAPE : REMPLACER LE TYPE DE SUCRE QUE VOUS AVEZ EN ARMOIRE

Le sucre raffiné (et de manière générale ce qui est raffiné), est dénaturalisé et moins chargé en composants positifs pour le corps. Une étape simple et de changer le type de sucre de base que vous utilisez le plus souvent : remplacez le sucre blanc, par du sucre de canne brut, ou semi-brut. Vous y gagnerez en qualité nutritive.
Pour la pâtisserie, prenez l'habitude d'utiliser du sucre brut, ou de garder du sucre blanc réservé à l'usage de la pâtisserie occasionnelle, ou de le couper en partie dans la recette avec du sucre brut ou semi-brut.

RECAPITULATIF DE LA 2^E ETAPE :

Remplacer son sucre raffiné par du sucre brun brut ou semi-brut.

Garder du sucre blanc raffiné pour des usages très occasionnels.

3ᴱ ETAPE : REMPLACER LE TYPE DE RIZ QUE VOUS AVEZ EN ARMOIRE

Gardez un peu de riz blanc et de riz à sushi dans votre armoire si cela vous fait vraiment plaisir d'en cuisiner, de temps en temps. Mais abandonnez-en absolument l'usage unique et systématique ! Mettez la priorité sur le riz non raffiné, soit le riz complet ! Il demande certes un peu plus de temps de cuisson, mais est plus nourrissant et sain. Le principe est le même que pour le sucre raffiné. Ces aliments sont en partie dénaturés de leur potentiel.

Dans la mesure du possible, évitez les riz industriels en sachets déjà pré-préparés et assaisonnés et cuisinez-les vous-mêmes. Allez à la découverte de nouvelles sortes de riz complets en magasins diététiques ou orientaux. Il existe des riz de différentes couleurs et de jolies découvertes en perspectives.

RECAPITULATIF DE LA 3ᴱ ETAPE :

Consommer du riz complet au lieu du riz blanc raffiné.

Cuisinez-le vous-mêmes au lieu des riz précuits industriels.

4^E ETAPE : LES FRUITS ET LEGUMES PRENNENT LA PREMIERE PLACE ! INVERSION DES RATIOS !

Cette troisième étape est essentielle. Elle demande avant tout de changer ses idées, surtout si les fruits et légumes n'ont eu jusqu'ici qu'une importance tierce et limitée dans vos habitudes alimentaires. Pour une fois dans un changement de régime, il n'y pas de moins et de restrictions. Mais des ajouts à volonté. Ajoutez et variez !

La première place d'honneur devraient absolument être donnée en priorité aux fruits et légumes (bio de préférence, bien que non abordable à toutes les bourses, et avec une attention particulière pour les fruits et légumes de saison) et ensuite seulement… au reste. Un ratio de majorité de fruits et de légumes et une moindre part d'autres aliments, en résumé.

Les fruits et légumes peuvent remplacer des encas, des entrées de repas, des repas entier ou en partie, des desserts, et également remplacer en tout ou en partie le petit-déjeuner traditionnel en s'ouvrant à d'autres expériences.

Ils peuvent servir tous les jours à des jus au mixer comme vu précédemment, à titre préventif pour la santé. Il est parfois possible d'utiliser en partie certains légumes en base, ainsi que de la compote de pommes dans la pâtisserie sucrée.

Préférez-les frais et entier, ou congelés. Favorisez les alternatives locales en allant chez votre maraîcher, si c'est envisageable. Apprenez à marier les légumes différemment à l'aide d'épices, de recettes nouvelles et surprenantes pour comprendre les vastes possibilités qu'offrent ces aliments de base. Par ailleurs, prenez la nouvelle habitude d'ajouter des jus faits par vous-mêmes, le plus souvent possible.

RECAPITULATIF DE LA 4^E ETAPE :

Consommer beaucoup de fruits et légumes, sous différentes formes et à différents moments de la journée.

Adopter l'habitude des jus le plus souvent possible.

Etre attentif à la qualité des fruits et légumes choisis.

S'ouvrir à des nouvelles recettes pour varier leurs usages.

5^E ETAPE : LES GRAINES ET LES HERBES

Dans le continu de la démarches des légumes et des jus, les graines et les herbes apportent énormément à une alimentation variée et saine.

Dans les jus de fruits et légumes, il est tout à fait envisageable et même un atout certain d'ajouter de temps à autre, des herbes de cuisine apportant leurs propres ajouts de qualités nutritives. On n'y pense pas forcément au premier abord. A titre indicatif, voilà quelques idées d'herbes : le basilic, la dent-de-lion, l'aneth, le persil, le persil plat, la coriandre, le thym, la menthe, la ciboulette.

Dans les graines les plus tendances, on trouve les graines de sésame, les graines de lin (entières ou moulues), les graines de chia (entières ou moulues), les graines de courge. Chacune a ses propres propriétés nutritives et goût et favorise en plus le transit digestif.

Elles agrémentent facilement une salade, un plat de riz ou de pâtes, un pain ou un cake maison, un yaourt, un bircher müesli, et servent parfois de liant dans les pâtisseries.

Les graines de courges peuvent être utilisées en snack également. Bref, il y a du potentiel.

RECAPITULATIF DE LA 5^E ETAPE :

Se familiariser avec les graines et leurs usages. Penser à utiliser les herbes aromatiques de différentes façons et en ajout de jus fait maison.

6^E ETAPE : PRIVILEGIEZ LES ALIMENTS NON TRANSFORMES

Cette nouvelle étape vous sensibilise d'avantage à changer les habitudes de choix en magasin.

Beaucoup de plats sont pré-préparés et prêts à être cuisinés en grande rapidité. Bien que l'avantage de temps soit réel, ces aliments sont une tare pour la santé, car trop souvent, ils sont ultra-transformés, bourrés d'additifs, d'ajouts divers non désirés et faits avec de probables composants de moindre qualité.
Leur qualité est de toute façon diminuée par rapport à un repas fait maison. De plus, ils sont souvent bien trop salés ou trop sucrés.

Et point additionnel, ils requièrent un usage trop régulier du micro-onde pour une grande partie de ces plats, et sachant que l'usage des ondes dans la nourriture n'est pas des plus sain et conseillé, en choisissant de choisir d'autres aliments non transformés, les gens font d'une pierre deux coups pour leur bien-être.

RECAPITULATIF DE LA 6^E ETAPE :

Privilégier l'usage des aliments non transformés. Réapprendre le goût de cuisiner des aliments de qualité et bruts.
Eviter le micro-onde le plus souvent possible.

7^E ETAPE : LES VIANDES ET LES POISSONS

Pour les végétariens, les végans et les végétaliens (entre autres), ce point ne s'applique pas, vu qu'ils renoncent, par éthique et principes divers, à toute consommation d'animaux ou ce qui est produit par des animaux.
Pour les autres, une manière de changer son alimentation dans ce domaine prend plusieurs angles possibles :

7.1. Garder la viande et le poisson, mais en consommer moins souvent par semaine, et de meilleure qualité.

7.2. Vu le nombre d'additifs dans les viandes sous vide, choisir de préférence les produits certifiés bios, ou prendre vos viandes à la coupe.

7.3. Allez acheter de préférence vos viandes, si envisageable, aux éleveurs locaux = circuit cours et vous savez donc comment le bétail est traité et comment il est nourri. Idem pour les poissons et dérivés : les acheter aux pêcheurs locaux si vous vivez en bord de mer ou de lac, ou au marché local, par exemple.

7.4. Bien lire les étiquettes des composants des poissons congelés et sous vides pour limiter les ajouts de conservateurs et additifs, dans la mesure du possible et du raisonnable.

7.5. S'ouvrir au concept des viandes végétales qui sont trouvables facilement en magasin diététique, parfois aussi en supermarché. En effet, il existe toute une gamme de produits parallèles, à base de composants non-animal, qui simulent les produits carnés. Attention toutefois à ne pas tomber dans le piège de choisir, parmi ces gammes, des produits sur-industrialisés, à la liste interminable de composants (il y a de meilleurs produits que d'autres dans ce secteur = plus éthiques sur la qualité nutritive que sur le marketing et le chiffre d'affaire). Certains sont sans gluten, ce qui semble être encore plus profitable pour le bien-être global.

L'esprit critique et le bon sens reste donc à garder. Il est également possible de trouver sur internet et en bibliothèque des recettes pour composer soi-même de faux steaks et faux produits carnés.

Cela demande de se mettre au fourneau, mais avec à la clé de savoir exactement ce que vous y avez mis, même si la consistance et le goût pourraient être un peu différents de ce qui est trouvable industriel-lement.

7.6. Se renseigner sur les produits végétaux apportant des protéines dites naturelles, pour compenser en partie l'éventuelle diminution de protéines apportées par les produits carnés, les poissons et leurs dérivés. A titre d'exemple bref, en voici une partie : graines de lin, graines de citrouilles, lentilles, pois chiches, graines de chia, amandes, noix, petits pois, cacahuète, sarrasin...

RECAPITULATIF DE LA 7^E ETAPE :

Privilégier le local, la viande à la coupe, le certifié bio, la qualité.

En consommer (pour ceux qui le veulent), mais moins souvent.

Tester les produits de remplacements à base de composition végétale, tout en gardant un œil sur les compositions des étiquettes (même principe pour les produits carnés et poissons).

Se renseigner sur les protéines dites végétales, puis compenser en partie, par ce biais, la diminution éventuelle des apports habituels de protéines animales.

8^E ETAPE : CHANGEZ DE CHOCOLAT

Le chocolat… Voilà un point sensible et un peu moins évident… Le chocolat parle aux émotions et à la gourman-dise, donc il s'agit d'une étape moins facile.

Pourquoi changer de choix de chocolat ?
Parce que le chocolat noir a plus de qualité nutritionnelle et énergétique que les autres.

A noter qu'il est avisé de volontairement renoncer au chocolat noir coupé avec du lait (comme il est courant de le voir sur les emballages) pour avoir le plein bénéfice du chocolat noir.

Il faut parfois un peu de temps pour s'habituer à ce goût plus amer et pour renoncer aux autres chocolats, mais pour au final, un gain nutritionnel certain. A cette fin, il est courant de privilégier le chocolat à 60% ou 70% de cacao, ce qui limite la probabilité d'ajout de lait. Mais, cela n'enlève en rien la nécessité de lire l'étiquette pour vérifier. En magasin diététique, il existe aussi tout une gamme de chocolats à base de laits végétaux.

Par extension au chocolat, privilégiez le cacao en poudre non sucré pour vos desserts et boissons. Si vous voulez tout de même choisir une poudre chocolatée pour vos boissons et divers, essayer de prendre une poudre qui soit sans lait ajouté, et avec une quantité raisonnable de sucre.

RECAPITULATIF DE LA 8^E ETAPE :

Le chocolat noir, sans ajout de lait, a tout bon pour votre santé !
Le cacao en poudre est un allié nutritionnel.
Il existe tout une gamme de chocolats à base de lait végétaux en magasins diététiques, et parfois en supermarché !

MOT DE TRANSITION :

Si vous avez déjà commencé à appliquer certaines des idées et démarches précédentes, vous avez déjà fait un joli bout de chemin et vous êtes désormais probablement plus ouverts à une nouvelle réflexion consciente par rapport à l'alimentation.

N'étant pas des robots, il semble inutile de trop se culpabiliser si des écarts occasionnels surviennent. La vie est faite de petits plaisirs. Il faut aussi une très grande autodiscipline pour être toujours stricte et appliqué dans ce domaine alimentaire. Ce changement global est souvent un changement en profondeur et un investissement sur le long terme.

Il appelle parfois à des échos du domaine des émotions et de la psychologie, de l'identité culturelle et des habitudes depuis beaucoup d'années. Il est donc probable qu'il puisse créer certaines réactions émotionnelles, au-delà du physique brut.

9^E ETAPE : LES EPICES SONT VOS AMIS

Les épices sont des cadeaux de la nature ! Chaque épice possède, au-delà de sa simple vertu gustative, des propriétés propres en vitamines et en composants nutritionnels divers !

Certaines épices ont des effets médicinaux, par exemple, anti-inflammatoire. Du coup, non seulement ils apportent une saveur aux repas, mais en plus, préservent et contribuent à votre capital santé en amont.

RECAPITULATIF DE LA 9^E ETAPE :

Les épices ont des propriétés médicinales et participent en amont à la préservation de votre capital santé.
Les épices apportent saveurs et variétés à vos repas.

10^E ETAPE : UTILISER LES BONNES HUILES

Le sujet des huiles végétales est vaste et parfois controversé. Je ne saurais trop vous dire que de rester informé à ce sujet. Toutes les huiles ne sont pas mauvaises. Au contraire, le corps et le cerveau bénéficient de certaines bonnes huiles, à quantité raisonnable.

Les huiles pressées à froid sont un gage de qualité. Elles sont à utiliser de préférence sans cuisson, pour garder toutes leurs vertus, donc plutôt ajoutées directement sur vos salades, vos repas froids et chauds. L'huile de colza et d'olive sont celles qui ont la meilleure réputation. L'huile de carthame a une réputation douteuse. Par principe de précaution, gardez une méfiance pour les huiles trop bon marché. Evitez les aliments en friture, car trop gras.

RECAPITULATIF DE LA 10^E ETAPE :

Choisissez des huiles de qualité.
Utilisez-les régulièrement sans cuisson, pour bénéficier de toutes leurs vertus.
Utilisez-les en quantité raisonnable.
Gardez-vous informé, avec un esprit critique.

11^E ETAPE :
FUYEZ LES RESTAURANTS
FAST-FOODS, L'ASPARTHAME
ET LA MENTION COMBINEE :
FRUCTOSE-GLUCOSE !

11.1. Malgré les efforts faits par les fast-foods pour améliorer un peu la nourriture servie et leur image, ce n'est absolument pas là que vous trouverez une nourriture saine.

Ces restaurants sont à eux seuls le mixe du trop gras, trop sucré, trop salé, trop raffiné et de la non qualité nutritionnelle.

11.2. L'aspartame, couramment utilisée par les industriels pour remplacer le sucre, a un effet douteux sur le système digestif, et est soupçonnée de créer des problèmes au cerveau entre autre. La prudence est donc de mise et son éviction un principe de précaution.

11.3. La mention combinée fructose-glucose : mentionnée séparément sur les étiquettes, ces deux composants sont tolérables. Mais mentionné tel quel avec le trait d'union, il est conseillable de l'éviter. Certaines rumeurs voudraient que cet additif puisse créer des problèmes au cerveau.

RECAPITULATIF DE LA 11^E ETAPE :

Fuyez les fast-foods ! Définitivement !
Fuyez l'aspartame !
Fuyez si possible l'additif en mention combinée : fructose-glucose

12^E ETAPE : LE GLUTEN

Trop de produits actuels contiennent du gluten à toutes les sauces. De plus en plus, même sans intolérance avérée, l'alimentation sans gluten apporte des bienfaits.

Beaucoup relate avoir un esprit plus clair ou plus d'énergie après avoir amorcée cette transition de vie et une perte de kilos superflus.
Leur transit digestif est souvent meilleur, et permet donc une meilleure assimilation des minéraux et des vitamines dans le corps.
Il apparaît qu'opter pour ce mode de vie, tout en se méfiant également du trop raffiné industriel, a un impact positif pour la globalité du corps.
Ce mode de régime alimentaire contribue également à se rapprocher des aliments bruts et fait maison.

Il demande aussi un peu d'anticipation pour préparer des repas et snacks à l'emporter et faire preuve de créativité. Il diminue la possibilité de se ruer exagérément sur des biscuits, gâteaux et pâtisseries, étant donné que la majorité de ces plats contiennent du gluten. Il existe des pains industriels sans gluten (plutôt sec de consistance, mais répondant à une envie), ainsi que de plus en plus de produits surfant sur cette vague. Il est possible d'essayer de faire soi-même des pains, mais il est difficile d'obtenir un résultat vraiment concluant.

Les aliments suivants sont sans gluten : tous les légumes et les fruits, les oléagineux, les graines, les épices, les herbes, les viandes non panées, les poissons non panés, les riz, les haricots secs, les lentilles, les pois chiches et fèves en tout genre, les œufs, les fromages et produits laitiers (végétaux ou traditionnels), le sarrasin, le quinoa, la semoule de maïs, l'avoine certifié sans gluten, la châtaigne et les marrons, certaines saucisses où il n'y a pas eu d'ajout de gluten, et sans doute d'autres que j'oublie. Dans les farines, on trouve les farines de lupin, de riz, de maïs, de maïs mauve, de tapioca, de lin, de chia, de sarrasin, de châtaigne, de soja, de quinoa, de pois chiche, et sans doute d'autres que j'oublie…

Il y a énormément de livres, blogs, et contenus web sur le sujet.

12^E B : ETAPE : REMPLACEZ VOS PÂTES ET VOS FARINES

Dans le suivi du gluten, il est très facile de remplacer les pâtes blanches et raffinées ou les pâtes complètes contenant du gluten. En effet, beaucoup de pâtes sans gluten existent, avec un goût satisfaisant. En magasin diététique, vous trouverez également des pâtes de composition originales et intéressantes.

Pour les farines, il existe des farines diverses sans gluten. Préférez les farines semi-brutes ou complètes, si possible.

RECAPITULATIF DE LA 12^E et 12^E B ETAPE :

Tentez le sans gluten ! A la clé, vous y gagnerez une meilleure silhouette et un bien-être global, et des découvertes culinaires.

13^E ETAPE : DIMINUEZ OU PROSCRIVEZ LES PRODUITS LAITIERS D'ORIGINE ANIMAUX

Bien que ces aliments soient culturels, ils ne sont pas des plus profitables. Aujourd'hui, les vaches laitières sont nourries d'une manière peu naturelle, et souvent avec trop d'antibiotiques ou d'hormones. Dans un litre de lait, il y a le lait de plusieurs vaches, au lieu d'une seule, avec la complexité moléculaire que cela crée ensuite pour le système digestif humain.

De plus, comme pour le sucre et le gluten, on en trouve partout dans les produits de supermarchés et artisanaux, ce qui crée un excès.

On soupçonne aussi les produits laitiers de créer des maladies et atteintes diverses à long terme sur la santé humaine.

Certains sont intolérants qu'au lactose, particule du lait. Même sans être diagnostiqué intolérant, un régime sans, ou moins, a un bénéfique supposé sur la santé globale, et un bénéfique certain sur la ligne.

On trouve aujourd'hui de nombreuses margarines végétales très bonnes au goût, des yaourts de composition végétale, des laits végétaux (que l'on peut faire aussi soi-même), des faux fromages végétaux et des crèmes végétales. On trouve aussi des vrais produits laitiers, mais délactosés (sans le lactose), ce qui convient aux intolérants. Pour les non intolérants, cela apporte une digestion plus légère et un aspect préventif global. Il existe aussi des fromages qui n'ont naturellement pas de lactose, comme le Gruyère.

RECAPITULATIF DE LA 13^E ETAPE :

Tentez le régime sans lactose, ou même sans produits d'origine laitier animaux !
Il y a de nombreuses alternatives.
Choisir cette voie alimentaire peut améliorer le transit digestif, le bien-être global et la ligne.

14^E ETAPE : VARIEZ ! ET DIVERS !

14.1. Ne mangez pas toujours la même chose. C'est important de varier. Souvent, à l'excès, un aliment sain peut devenir malsain ou créer un déséquilibre. Prenez l'habitude de créer de la variété autour de basiques, en fonction des saisons et de votre état global.

14.2. Ecoutez votre corps, car souvent il donne des envies et des impulsions (sauf si c'est pour vous faire manger de la malbouffe addictive…).

14.3. Sélectionnez avec soin tous vos produits en prenant l'habitude de lire les étiquettes.

14.4. Mangez les aliments trop gras et trop sucrés, à titre exceptionnels et non couramment.

14.5. Soyez raisonnable avec le sucre. Il y en a également partout.

14.6. Soyez parcimonieux avec l'utilisation du sel. Il existe du sel aux herbes et différents sels pour varier de temps en temps.

14.7. Evitez les petits-déjeuners du matin systématiquement identiques. Testez différentes variantes !

14.8. Choisissez un bouillon de qualité, sans gluten.

14.9. Laissez tomber les barres chocolatées traditionnelles en en-cas, bourrée de : trop de tout…

14.10. Pour les plus courageux, vous pouvez vous initier à la cuisine sans œufs. Il existe des variantes végétales pour faire de la pâtisserie et diverses préparations.

14.11. Ayez une saine méfiance du marketing de masse.

14.15. Restez toujours curieux et ouvert d'esprit pour modifier votre ligne alimentaire en cours de route. Continuez à vous informer sur l'alimentation saine.

14.16. Au moindre doute ou problème, consultez des professionnels de la santé, ou même en préventif, pour diminuer les risques, tout en gardant un certain recul.

14.17. Ne croyez jamais tout savoir sur l'alimentaire, car il y aura toujours quelque chose à apprendre dans ce domaine !

RECAPITULATIF DE LA 14^E ETAPE :

Divers. Se référer aux points susmentionnés.

MOTS AUX LECTEURS :

Vous avez pu trouver dans ce manuscrit des grandes lignes et des principes divers, qui vous ouvrent la porte à la découverte et à la réflexion globale dans ce domaine centrale de la vie.

Chers lecteurs, en espérant que ces pistes stratégiques vous aient aidées et inspirées via ces 14 sections, je vous souhaite un bon cheminement vers une nouvelle alimentation !

FIN

www.ingramcontent.com/pod-product-compliance
Lightning Source LLC
Chambersburg PA
CBHW061231280526
45784CB00006B/2721